Können die Fische hören?

Von

Dr. O. Körner
o. ö. Professor der Medizin und Direktor
der Ohren- und Kehlkopfklinik der Universität Rostock.

Sonderabdruck aus Beiträge zur Ohrenheilkunde
Festschrift zum siebzigsten Geburtstage des Geh. Med.-Rat Prof. Dr. August Lucae.

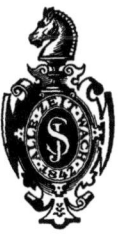

Springer-Verlag Berlin Heidelberg GmbH 1905

ISBN 978-3-662-38915-7 ISBN 978-3-662-39855-5 (eBook)
DOI 10.1007/978-3-662-39855-5

I.

Historisch-kritische Darstellung der Frage und der bisherigen Versuche, dieselbe zu entscheiden.

Bis in die neueste Zeit haben selbst die größten Forscher Fühlen und Denken der Tiere gerade so beurteilt wie Fühlen und Denken des Menschen, und die Leistungen der menschlichen Sinnesorgane gaben fast allein den Maßstab für die Bewertung der Sinne des Tieres. Die Tatsache z. B., daß die Hunde sehr viel schlechter sehen als wir, erscheint noch heutzutage dem Durchschnitte der Gebildeten, ja selbst manchem einsichtigen und gut beobachtenden Jäger unglaublich.

Es ist das große Verdienst eines nicht zünftigen Gelehrten, der sich unter dem Pseudonym Th. Zell[1] verbirgt, das Verständnis für diese Dinge weiten Kreisen vermittelt und manch eine falsche Vorstellung über die Leistungen der tierischen Sinne zurückgewiesen zu haben. Überall in der Natur waltet ein Gesetz der Sparsamkeit. Kein Tier z. B., das wehrhafte Hörner hat, besitzt ein scharfes Gebiß; kein ausgezeichneter Kletterer kann vorzüglich laufen, und was die Sinneswahrnehmungen betrifft, so können alle scharf sehenden Geschöpfe, wie Menschen, Affen, Katzen, Vögel, nicht wittern, alle feinnasigen Tiere dagegen, wie Elefanten, Rinder, Pferde, Hunde, nicht gut sehen.

---

[1] Th. Zell, Ist das Tier unvernünftig? Franckhscher Verlag, Stuttgart, ohne Jahreszahl erschienen 1904. Zells hier wiedergegebene Ansichten sind auch schon vor ihm geäußert worden; er hat aber das unbestreitbare Verdienst, diese vorher nur Wenigen geläufigen Dinge der breiten Masse der Gebildeten genießbar gemacht und vielleicht auch manchem Fachgelehrten darüber die Augen geöffnet zu haben.

Was für die höheren Tiere gilt, wird wohl auch für die niederstehenden von Bedeutung sein. Wenden wir das Sparsamkeitsgesetz auf die Sinne der niedersten Wirbeltiere, der Fische, an, so finden wir bei ihnen ein vorzügliches Auge und ein sehr feines Hautgefühl; ferner dürfen wir annehmen, daß auch ihr Geruchsorgan gut funktioniert, denn sie haben ein ganz enorm entwickeltes Riechhirn. Daß sie außerdem noch vorzüglich hören sollten, ist also nicht gerade wahrscheinlich.

Was zunächst das Auge der Fische betrifft, so ist es wohl das leistungsfähigste ihrer Sinnesorgane. Ein in das Wasser gefallenes Insekt lockt hungrige Fische aus anscheinend weiter Entfernung herbei. Der Schatten eines zusammengerollten Regenschirmes oder dicken Stockes, den ich vom Ufer oder von einer niedrigen Brücke her über das Wasser gleiten ließ, verjagte stets die an der Oberfläche stehenden Fische oder erregte zum mindesten einen sprungartigen Fluchtreflex. Einst sah ich einer Menge Fische zu, die spielend aus dem Wasser sprangen. Da glitt der Schatten einer etwa 10 Meter hoch fliegenden Möve über das Wasser und augenblicklich verschwanden die Fische in der Tiefe, um erst nach 10 bis 15 Sekunden wieder zu erscheinen und emporzuspringen. Dieses Schauspiel wiederholte sich an der gleichen Stelle mehrere Male. Der Schützenfisch, Toxotes jaculator, sieht Insekten, die an Pflanzen bis fast einen Meter hoch über dem Wasserspiegel sitzen, und wirft sie durch Anspeien mit einem sicher treffenden Wasserstrahle herab. Nach interessanten Untersuchen von Zolotnitski[1]) können die Fische Farben unterscheiden. Wie wichtig das Auge für sie ist, erhellt auch daraus, daß es eine Einrichtung zum Akkommodieren hat und bei den im Dunkeln lebenden Tiefseefischen, die auch Leuchtorgane haben, eine monströse Ausbildung zeigt.

An Schärfe scheint dem Gesichtssinne der Fische ihr Hautgefühl nahezukommen. Erschüttert man nur leise ein Aquarium, so schießen die darin befindlichen Fische blitzschnell in die Tiefe, so lange sie sich nicht an solche Störungen gewöhnt haben.

---

[1]) Zolotnitski in „Physiologiste Russe", 24. Oktobre 1902, Vol. II p. 277.

Daß nun die Fische hören könnten, galt von altersher bis vor wenigen Jahrzehnten für selbstverständlich. Der heilige Antonius von Padua soll ihnen gepredigt haben. Seitdem man weiß, daß sie ein Organ besitzen, das einem Teile des Gehörorganes der höheren Wirbeltiere entspricht, sahen auch große Naturforscher des 18. und 19. Jahrhunderts — ich nenne nur Hunter, Haller und Johannes Müller — keinen Grund, an dem Gehöre der Fische zu zweifeln. Nicht wenige neuere Beobachter, unter ihnen auch Brehm[1]), erzählen die alte, seit fast 100 Jahren aus einem Buch ein das andere übernommene Geschichte, daß Teichfische durch Glockenläuten zur Fütterung herbeigerufen werden könnten, und sehen darin — wie wir zeigen werden, mit Unrecht — den Beweis, daß sie hören. Der Bericht, daß während der Seeschlacht bei Abukir Haifische zwischen den feuernden Flotten herumschwammen und mehrere von einem brennenden Kriegschiffe ins Wasser gesprungene Franzosen verschlangen[2]), wurde nur als Beweis für die Unerschrockenheit dieser Tiere ins Feld geführt, und niemand dachte daran, daß sie den mächtigen Kanonendonner vielleicht gar nicht hören konnten.

Erst die Fortschritte der vergleichenden Anatomie und Physiologie in der zweiten Hälfte des 19. Jahrhunderts ließen Zweifel an dem Gehöre der Fische aufkommen.

Diese Fortschritte beginnen 1851 mit der Entdeckung des Cortischen Organes in der Gehörschnecke, an welche sich die Helmholtzsche Theorie der Schallwahrnehmung anknüpft. Es wurde dann immer wahrscheinlicher, zuletzt fast sicher, daß bei den höheren Wirbeltieren der Schall nur durch Vermittlung des Cortischen Organes empfunden wird. Anfangs glaubte Helmholtz, daß außer der Schnecke auch noch der Verstibularapparat, Vorhof und Bogengänge, am Hörakte stark beteiligt sei, indem er die Geräusche wahrnehme; später schrieb er ihm nur noch die Empfindung sehr hoher Geräusche zu.

Nun haben unter den Wirbeltieren allein die Fische keine Gehörschneke, während sie einen gut entwickelten Bogengangs-

---

[1]) Brehm, Tierleben, II. Aufl., Bd. 8, S. 10.
[2]) G. Jäger, Das Leben im Wasser, Hamburg 1868, S. 226.

und Vorhofsapparat mit mächtigen sogenannten Otolithen aufweisen. Nur ein ganz gering entwickeltes Gebilde, die Lagena, stellt die Andeutung einer Schnecke dar, führt aber noch kein dem Cortischen Organe der höheren Wirbeltiere entsprechendes Nervenendorgan; erst bei den Amphibien tritt an ihr die Papilla acustica basilaris als solches auf (Lee[1]). Läßt es sich also nachweisen, daß den Fischen das Gehör fehlt, so haben wir allen Grund, anzunehmen, daß bei ihnen — und analog auch bei den höheren Wirbeltieren — kein einziger Teil des Bogengangs- und Vorhofsapparates, einschließlich der sogenannten Otolithen, dem Hörakte dient.

Man könnte nun denken, dieser Nachweis sei gar nicht mehr nötig, da der Vorhofs- und Bogengangsapparat nach unserer jetzigen Kenntnis anderen Zwecken dient, als der Wahrnehmung von Schalleindrücken. In dem genannten Zeitraume reifte bekanntlich auch die Erkenntnis, daß die als Otocysten und Otolithen gedeuteten Gebilde der niederen Tiere, insbesondere der Quallen und der Krebse, sowie der Bogengangsapparat der Wirbeltiere, speziell auch der der Fische, zur Erhaltung des Körpergleichgewichtes dienen, also statische Organe sind. Statt von Otocysten und Otolithen spricht man deshalb jetzt von Statocysten und Statolithen. Es bliebe also nur noch der Einwand übrig, daß Teile des Bogengangs- und Vorhofsapparates neben der sicher nachgewiesenen statischen gleichzeitig auch noch einer akustischen Sinnesfunktion dienten. Dies nimmt in der Tat noch heute der Physiologe Hensen[2]) an.

Obwohl es von vornherein nicht wahrscheinlich ist, daß ein und dasselbe Organ in solcher Weise zwei verschiedenen Sinnesfunktionen dienen könne, wird der die Wahrheit suchende Forscher erst dann dem Vorhofs- und Bogengangsapparate der Wirbeltiere jede Beziehung zum Gehörsinne absprechen dürfen, wenn der Nachweis geliefert ist, daß die Fische, die keine Schnecke, aber Vorhof, Bogengänge und Statolithen besitzen, nicht hören.

Es mag nun dem Zoologen, vielleicht selbst dem Physiologen, auffällig erscheinen, daß diese wichtige und interessante Frage erst

---
[1]) Lee, American Journal of Physiology, Vol. I, p. 136.
[2]) Hensen, Münchener med. Wochenschrift 1904, No. 1, S. 42.

an den Fischen entschieden werden soll und nicht längst durch Beobachtung und Sektion ohrenkranker Menschen entschieden worden ist. Bisher hat es aber uns Ohrenärzten gänzlich an Fällen gefehlt, die zur Entscheidung der Streitfrage brauchbar gewesen wären. Man müßte die Labyrinthe eines Menschen histologisch untersuchen können, bei welchem beide Cortischen Organe völlig zerstört, Vorhof- und Bogengänge aber mindestens auf einer Seite völlig gesund wären; hätte dieser Mensch kurz vor dem Tode noch irgend einen Rest von Gehör gehabt, so müßte man dem Vorhofs- und Bogengangsapparate Hörfähigkeit zuschreiben. Beide Cortischen Organe müßten deshalb zerstört sein, weil es bei nur einseitiger Zerstörung unmöglich ist, das Hören mit dem anderen, noch ganz oder teilweise erhaltenen Organe auszuschließen. Nun ist aber schon die völlige Zerstörung eines Cortischen Organes ohne gleichzeitige Schädigung des Vorhofes und der Bogengänge ein außerordentlich seltenes Ereignis. Darum dürfen wir nicht erwarten und kaum hoffen, daß jemals eine solche Rarität auf beiden Seiten zugleich vorkommen, und dann noch die Möglichkeit gegeben sein wird, vor dem Tode das Gehör eingehend zu prüfen und nach dem Tode die Labyrinthe der ungemein schwierigen histologischen Bearbeitung zu unterwerfen.

Je mehr sich nun die Erkenntnis von den verschiedenen Funktionen der einzelnen Teile des sogenannten Gehörorganes Bahn brach, desto lebhafter regten sich Zweifel an der Richtigkeit der alten Ansicht, daß die Fische hören könnten. Der erste Zweifler scheint Cyon[1]) (1878) gewesen zu sein. Er berichtete, daß die Neunaugen (Petromyzon) zwar auf Lichtreize stets schnell fliehen, auf die stärksten Geräusche aber nie. 1889 bemerkte Bateson[2]), daß eine Fischart (pollock) weder auf den Ton, den das Reiben mit naßen Fingern an der Glaswand des Aquariums hervorbringt, reagierte, noch durch Anschlagen mit

---

[1]) Cyon, Recherches experimentales sur les fonctions des canaux semicirculaires etc. Paris 1878, zitiert nach Th. Beer, Archiv für die gesamte Physiologie, Bd. 73, S. 2.

[2]) Bateson, Journal of the Marine Biological Association of the United Kingdom. New Series, Vol. I, p. 225, zitiert nach Parker (s. u.).

einem Steine an ein Stück Glas unter Wasser aus ihrer Ruhe gebracht wurde, vorausgesetzt, daß die Fische die Prozedur nicht sehen konnten.

Ehe wir auf die umständlicheren Versuche neuerer Autoren eingehen, scheint es mir nötig, die Schwierigkeiten zu beleuchten, die sich dem Forscher bei der Beurteilung und experimentellen Prüfung unserer Frage entgegenstellen.

Vor allem müssen wir beachten, daß der Fisch im Wasser, nicht wie der Mensch in der Luft hören müßte. Nach Blochmann[1]) hatten übrigens Versuche über Tonempfindung in der Luft bei Fischen, welche sich zeitweilig außer Wasser aufhalten, wie beim Aale und beim Kletterfische, negative Resultate[2]).

Was nun die Schalleitung im Wasser betrifft, so ist diese bekanntlich sehr gut, da hier die Schallwellen $4^1/_2$ mal so schnell fortschreiten als in der Luft. Dagegen haben wir nur eine annähernde Vorstellung von der Schallstärke bzw. Hörweite bestimmter Töne im Wasser, weil unser Ohr ein Luftohr, aber kein Wasserohr ist und deshalb unter Wasser nicht so hört wie in der Luft. Füllen wir den Gehörgang mit Wasser, oder tauchen wir unter, so wird die Schwingungsfähigkeit des Trommelfells durch die direkte Belastung mit Wasser bzw. durch die Kompression der im Gehörgange zurückgebliebenen Luft beeinträchtigt oder aufgehoben, die Überlegenheit der Schalleitung durch die Gehörknöchelchen über die durch die Kopfknochen geht verloren und das Hören wird durch Interferenz undeutlicher. Bei den im Wasser hörenden Säugetieren, insbesondere den Walen, wird dieser Nachteil durch eine besondere Anpassung des Ohres an gewisse Bedingungen, unter denen ein besseres Hören im Wasser möglich ist, ausgeglichen (Bönninghaus[3]).

Wollen wir nun das Gehör der Fische prüfen, so dürfen wir nur solche Töne verwenden, die im Wasser selbst entstehen

---

[1]) Blochmann, Jahreshefte des Vereins für vaterländische Naturkunde in Württemberg, 59. Jahrgang, 1903, S. XCV.

[2]) Leider gibt Blochmann nicht an, wer diese Versuche angestellt hat, wie sie gemacht wurden, und wo sie veröffentlicht sind. Ich habe sie nicht finden können; sie werden auch sonst nicht zitiert.

[3]) Bönninghaus, Das Ohr des Zahnwales, Zoologische Jahrbücher, Bd. 19, Heft 2 (1903).

oder wenigstens gut in das Wasser geleitet werden; denn der in der Luft erzeugte Schall dringt nur in sehr geringem Maße ins Wasser ein. Läßt man eine Weckuhr direkt über der Wasserfläche einer Badewanne ertönen und taucht dann unter, so ist der Schall wie abgeschnitten (Beer[1])); freilich ist diese Abschwächung nicht allein auf das schwere Eindringen des Schalles ins Wasser, sondern teilweise auch auf unser im Wasser schlechter als in der Luft hörendes Ohr zu beziehen. Schwebt man bei einer Ballonfahrt über einem See, so kann man durch Hinunterrufen ein vorzügliches Echo erzeugen: ein Beweis, wie geeignet eine Wasserfläche ist, den Schall zurückzuwerfen (Beer). Versuche von Ducceschi[2]) zeigten, daß Worte, die man einem Untergetauchten von oben zurief, bis zu einer Tiefe von 5 Metern verstanden wurden; bei einer Tiefe von ca. 6 Metern konnten noch die Töne einer Glasglocke und einer Trompete, sowie ein Pfiff unterschieden werden; bei ca. 7 Metern wurde die Wahrnehmung unsicher und blieb ganz aus.

Selbst wenn der in der Luft erzeugte Schall viel besser in das Wasser eindränge, als es der Fall ist, wäre es doch nicht recht einzusehen, welchen Nutzen dem Fische die Wahrnehmung von Tönen bringen könnte, die außerhalb des Wasser entstehen, denn seine in der Luft lebenden natürlichen Feinde, z. B. Fischadler, Eisvogel, Reiher, Möve, jagen ihn, ohne Laut zu geben. Daß Teichfische beim Läuten einer Glocke am Ufer zur Fütterung herbeischwimmen, beweist nicht, daß sie die Glocke hören. Das zeigen Versuche von Kreidl[3]), die Lang[4]) folgendermaßen zusammenfaßt:

„Kreidl konnte der Versuchung nicht widerstehen, sich durch eigenen Augenschein und genaue Untersuchung davon zu überzeugen, ob wirklich sogenannte zahme oder gar abgerichtete Fische durch ein Glockenzeichen zum Essen gerufen werden können, wie die hungrigen Sommerfrischler zur Table d'hôte. Er machte sich in Begleitung von Professor Exner auf den Weg zu dem altberühmten Benediktinerstift Kremsmünster in Ober-Österreich, wo in einem nahezu 1000 qm großen Teiche allerlei Fische gehalten werden.

---

[1]) Beer, Archiv für die gesamte Physiologie, Bd. 73, S. 1.
[2]) Ducceschi, Gli animali acquatici possiedono il senso dell' udito? Rivista d'Italia, decembre 1903.
[3]) Kreidl, Archiv für die gesamte Physiologie, Bd. 63, S. 581.
[4]) Lang, Ob die Wassertiere hören? Mitteilungen der naturw. Gesellschaft in Winterthur. IV. Heft 1902.

In diesem Kloster werden die Forellen durch ein Signal zur Fütterung gerufen, in früheren Zeiten durch Trommelschlag, jetzt, und zwar schon seit langer Zeit, dadurch, daß der Fischer, sich über das Steingeländer vorbeugend, mit einer Handglocke läutet, wobei er gleichzeitig den Tieren das Futter vorwirft, die nun in der Tat von allen Seiten blitzschnell herangeschwommen kommen."

„Allein es wurde den Herren Kreidl und Exner nicht schwer, in einer alle Zweifel ausschließenden Weise zu zeigen, daß die Fische das Glockensignal gar nicht wahrnehmen, und daß sie nur zum Futterplatze kommen, wenn sie den die Glocke schwingenden und Futter streuenden Fischer sehen, oder wenn sie durch die beim Heranschreiten des Fütterers auf dem steinernen Einfassungsgewölbe dem Wasser mitgeteilte Erschütterung aufmerksam werden. Beim Hunger veranlaßt sie überhaupt der geringste Reiz, zur gewohnten Futterstelle zu schwimmen."

„Wenn die Beobachter, ohne von den Fischen gesehen werden zu können, sich, geräuschlos und sachte auftretend, der Futterstelle näherten, um hinter einer Säule verborgen den hungrigen Fischen kräftig und mehrere Male hintereinander zu läuten, so nahmen die Tiere nicht die geringste Notiz davon." —

Ist es also nicht einzusehen, daß die Fische auch nur den geringsten Nutzen von der Wahrnehmung eines in der Luft erzeugten Schalles haben könnten, so fragt es sich doch noch, ob es für sie nicht von Wert wäre, im Wasser selbst entstehende Geräusche zu hören, wie das Anbranden der Wogen an der Küste und das Mahlen, Reiben und Klappern der Geröllsteine am Strande, damit sie sich der Gefahr entziehen könnten, an Land gespült zu werden. Doch brauchen sie wohl hierzu das Gehör nicht, denn das Auge und das Gefühl an der Körperoberfläche werden ihnen ebensogut die gefährliche Ufernähe verraten können. Ob Seehunde, Fischottern, im Tauchen fischende Vögel, fischfressende Schlangen und Raubfische sich wirklich so geräuschlos unter Wasser fortbewegen, wie es den Anschein hat, wenn wir derartige Vorkommnisse hinter den Scheiben eines großen Aquariums beobachten, wissen wir nicht.

Mehrfach ist bei der Erörterung unserer Frage die Tatsache herangezogen worden, daß unter den mehr als 10000 bekannten Fischarten sich etwa 80 sogenannte musikalische finden, die unter Wasser Töne oder Geräusche, mitunter nach den Berichten von Seefahrern sogar einen Heidenspektakel erzeugen. Man kommt da unwillkürlich zu der Vermutung, daß ein Tier, das sich hören läßt, auch selbst hören müsse; denn was sollten seine Töne oder

Geräusche für einen Zweck haben, wenn sie nicht dazu dienten, Artgenossen anzulocken oder Feinde zu verscheuchen? So annehmbar diese Vermutung auf den ersten Blick scheint, so wenig wahrscheinlich ist sie. Zwar lassen uns die innigen Beziehungen der Stimme (als Verständigungsmittel) zum Gehörorgane beim Menschen und den höheren Wirbeltieren ähnliches bei den niederstehenden Tieren vermuten, aber die Töne und Geräusche, welche von Fischen hervorgebracht werden, entsprechen keineswegs einer stimmlichen Leistung. Da die Fische durch Kiemen atmen, können sie gar keine Stimme hervorbringen. Die Töne und Geräusche, die einige Fische erzeugen, sind akzidentell. Ein solcher Fisch, Chilomycterus Schoepfi, bläht sich, wenn er von anderen Fischen angegriffen wird, durch Wasserschlucken so auf, daß sich seine Hautstacheln aufstellen, und knirscht dabei hörbar mit den Zähnen. Wenn Parker[1]) annimmt, daß das Knirschen den feindlichen Fisch schrecken soll, also auch von diesem gehört werden müsse, so darf man doch entgegnen, daß es wahrscheinlich nur eine zufällige Begleiterscheinung der hastigen Schluckbewegung ist. Der durch das Aufblähen vermehrte Leibesumfang und die gespreizten Stacheln würden den feindlichen Fisch auch wohl leichter abhalten, als das Zähneknirschen, wenn er es wirklich hören sollte. Bei Cynoscion regalis macht allein das Männchen ein grunzendes Geräusch; ob das, wie Parker meint, nur zu verstehen ist, wenn man annimmt, daß das eine oder andere Geschlecht höre, kann natürlich niemand wissen. Von anderen musikalischen Fischen weiß man, daß sie nur zur Fortpflanzungszeit musizieren, also doch wahrscheinlich zur gegenseitigen Anlockung; aber trotzdem brauchen sie deshalb nicht zu hören. Der Zoologe Blochmann[2]) sagt darüber, das Geräusch entstehe bei ihnen durch Aneinnanderreiben bestimmter Knochenstücke oder Schwingen von Hautteilen, und fährt dann wörtlich fort: „Aber auch hierbei dürfte der Fisch bloß die Bewegung des Wassers empfinden, wie das die Liebesspiele der Makropoden (und der Tritonen) zeigen, wo das Männchen

---

[1]) Parker, Hearing and allied senses in fishes. U. S. Fish. Commission Bulletin for 1902. p. 45. Washington 1903. Abgekürzt auch in „The American Naturalist", Vol. XXXVII, No. 435.

[2]) Blochmann, l. c.

rasch gegen das Weibchen anschwimmt, ohne es zu berühren, dann plötzlich stehen bleibt und so eine Strömung, einen Stoß des Wassers, gegen das Weibchen erzeugt, eine Art Streicheln par distance". Einer der Physiologen[1]), die sich mit dem angeblichen Gehöre von Wassertieren beschäftigt haben, lehnt dabei die Beachtung solcher akzidenteller Geräusche mit der etwas drastischen, aber unanfechtbaren Bemerkung ab, daß die bei den höheren (und höchsten) Wirbeltieren bisweilen mit der Darmbewegung einhergehenden Geräusche von niemandem als Beweis dafür angesehen würden, daß ihre unfreiwilligen Erzeuger hörten. Für die geringe Bedeutung der akzidentellen Geräusche als gegenseitiges Verständigungsmittel von Tieren spricht jedenfalls auch die Tatsache, daß unter den Schlangen nur die Klapperschlangen eine Rassel am Schwanze haben, die wohl kaum zur Verständigung unter den Klapperschlangen dienen wird, denn diese unterscheiden sich in ihrem Leben und Treiben in nichts von anderen Schlangen, die keine Rassel haben. Sehr bezeichnend für die Schwäche der Argumente mancher Forscher auf unserem Gebiete ist es, daß einige, die an das Gehör der Fische glauben, die 80 bekannten musizierenden unter den mehr als 10 000 lebenden Fischarten für sehr viele oder gar, wie Hensen[2]), für „unfraglich viel zu wenige" halten, während andere, die den Fisch für taub erklären, diese Zahl für so gering ansehen, daß die Existenz geräuschmachender Fische überhaupt nichts für das Gehörvermögen beweisen könne.

Eine große Schwierigkeit der Untersuchungen liegt ferner darin, daß wir nicht sicher wissen, wie ein Fisch reagieren würde, wenn er einen Schall wahrnehmen sollte. Von vornherein ist es wahrscheinlich, daß der Fisch, wenn er einen Nutzen von seinem hypothetischen Hörvermögen haben sollte, auf Schalleindrücke gerade so reagieren müßte wie auf Licht- und Gefühlseindrücke, d. h. wir müßten erwarten, daß er die Flucht ergriffe. Dementsprechend haben auch fast alle Untersucher nur den Fluchtreflex, zum mindesten einen kurzen Reflexsprung, als Reaktionszeichen auf Schall erwartet. Nur Parker[3]) meint,

---

[1]) Beer, l. c.
[2]) Hensen, bei Lang, l. c. S. 55.
[3]) Parker, l. c. Ebenso Parkers Schüler Bigelow, l. infra c.

daß dies nicht genüge, sondern daß feinere Reflexe beobachtet werden müßten. Er achtete auf das Spiel der Kiemendeckel und der Brustflossen vor und nach einer Schalleinwirkung. Die Kiemendeckel arbeiten gleichmäßig, denn sie regeln den Zufluß des Atemwassers zu den Kiemen, sind also ein Hilfsapparat der Respiration, und wahrscheinlich hilft auch die Bewegung der Brustflossen mit zur Erneuerung des Atemwassers. Weshalb aber ein Hörreiz gerade die Atemfrequenz beeinflussen soll, ist nicht einzusehen. Parkers Schüler Bigelow hat, wie wir sehen werden, noch viele andere Bewegungen als Reflexe auf Höreindrücke angesehen.

Wie die Beobachter übereinstimmend, besonders für optische und taktile Reize, angegeben, ist eine weitere Erschwerung bei der Beobachtung der durch Sinnesreize hervorgerufenen Reflexe, namentlich auch des Fluchtreflexes, dadurch bedingt, daß schon bei wenigen aufeinander folgenden Versuchen die Reflexe schwächer werden oder ganz ausbleiben und sich erst nach einer Ruhepause wieder einstellen.

Haben wir nun einen Ton im Wasser hervorgerufen und darauf eine Reaktion der Versuchsfische beobachtet, so bleibt noch zu entscheiden, ob es auch wirklich ein Gehörseindruck war, der die Reaktion hervorgerufen hat. Zunächst sind grobe Versuchsfehler vorgekommen. Da die Fische sehr gut sehen und auf Gesichtseindrücke lebhaft reagieren, muß ihnen die Möglichkeit genommen werden, irgend eine Bewegung des Untersuchers oder der Schallquelle zu bemerken; auch dürfen beim Versuche keine Oberflächenwellen erzeugt werden, denn diese werfen, wie man im Bade beobachten kann, in schnellem Wechsel fortschreitende Schatten und Lichtblitze in die Tiefe, die von den Fischen bemerkt werden müssen. Eine bei dem Versuche auftretende Erschütterung des Wassers, in welchem sich der Fisch befindet, kann auch seine Hautnerven oder das Seitenlinienorgan reizen und so irreführende Reflexe auslösen.

Sehen wir nun, ob und wie die neueren Untersucher solche Schwierigkeiten zu vermeiden gewußt haben. Unsere Aufgabe ist eine streng kritische. Wir Ohrenärzte stehen der Frage noch objektiv gegenüber, da wir bis jetzt an dem Kampfe der Meinungen, abgesehen von einer gelegentlichen Bemerkung Bezolds (s. u.), in keiner Richtung beteiligt waren.

Der Erste, welcher brauchbare systematische Versuche über das Gehör der Fische angestellt hat, war Kreidl[1]) (1895). Er experimentierte an Goldfischen (Carassius auratus), welche in einer kleinen Glaswanne gehalten wurden. Zunächst wurde von ihm festgestellt, daß die Fische auf die geringsten Gesichtseindrücke sowie auf Erschütterungen der Wanne stets lebhafte Fluchtversuche machten. Um die optischen Reize fern zu halten, wurde über die Wanne ein Pappdeckelkasten gestülpt, welcher nur die dem Beobachter abgewendete Langseite der Wanne frei ließ. Dieser gegenüber befand sich ein Spiegel, in welchem der Experimentator die Tiere durch ein kleines Fenster in einem Wandschirme beobachten konnte, ohne von ihnen bemerkt zu werden. In dem Deckel des Kastens befanden sich 2 Öffnungen, eine, durch welche man die Tiere füttern konnte, und eine, durch welche der tönende Apparat ins Wasser tauchte. Als Tonquelle wurden Stäbe benutzt, die, außerhalb des Kastens im Knotenpunkt fixiert, mit dem einen Ende in das Wasser tauchten. Der außerhalb des Wassers befindliche Teil wurde zum Tönen gebracht und der im Wasser befindliche mußte nun die gleiche Anzahl Schwingungen machen, also denselben Ton im Wasser geben. Das Anstreichen der Stäbe mit dem Violinbogen oder das Ansprechen durch die Stimmgabel konnte von den Fischen nicht gesehen werden. Auf diese Weise wurde festgestellt, daß die Fische in keiner Weise auf die im Wasser erzeugten verschiedenen Töne reagierten. Auch Fische, die durch Vergiftung mit Strychnin in einen Zustand erhöhter Reflexerregbarkeit gebracht waren, reagierten auf die Töne gar nicht, wohl aber gerieten sie schon bei der leisesten Berührung der Wanne oder des Tisches, auf dem dieselbe stand, ja sogar bei leichter Berührung des Stabes, dessen Schallschwingungen keine Reaktion erzeugt hatten, in krampfhafte Zuckungen. Ebensowenig reagierten die strychninisierten Tiere auf Töne, die in der Luft hervorgebracht wurden. Das Tönen

---

[1]) Kreidl, Archiv für die gesamte Physiologie, Bd. 61, S. 450 (1895).

einer großen Glocke und ein plötzlicher schriller Pfiff, bei dem ein im Zimmer befindliches strychninisiertes Kaninchen sofort Tetanus bekam, ließ die Fische so ruhig, als ob nichts geschehen wäre. Jedoch zuckten sie zusammen, sobald man recht kräftig die Hände zusammenschlug oder einen Revolver abfeuerte. Um nun zu sehen, ob diese Reaktion der strychninisierten Fische auf eine Gehörswahrnehmung oder auf das Fühlen der Lufterschütterung zurückzuführen war, entfernte Kreidl einigen Fischen die sogenannten Gehörorgane beiderseits. Nachdem sie sich von diesem Eingriffe erholt hatten und mit Strychnin vergiftet worden waren, zuckten auch sie krampfhaft zusammen, wenn man kräftig die Hände zusammenschlug. Kreidl schließt aus seinen Versuchen, daß für die Goldfische ein Hören mit dem sogenannten Gehörorgane nicht nachgewiesen werden konnte, daß sie jedoch auf starke Schallwellen reagierten, welche sie aber durch einen besonders entwickelten Hautsinn empfanden.

Zu demselben Schlusse kam Lee[1]) (1898) auf Grund eigener Versuche an anderen Fischen, die ich nicht mitteilen will, weil der Autor keine neue Versuchsanordnung eingeführt hat.

Der Gedanke, daß die Fische, unter unnatürliche Bedingungen gebracht, auch unnatürlich reagierten, bildet den Ausgangspunkt einer Untersuchung des Physikers Zenneck[2]). Dieser meint, daß Kreidls Fische wegen der vielfachen Reflexion der Tonwellen an den Glaswänden vielleicht nicht unterscheiden konnten, aus welcher Richtung die Töne kamen, und deshalb nicht darauf reagiert hätten. Deshalb fordert er Versuche an freilebenden Tieren in genügend großen Wasserbecken und mit Tonquellen größerer Intensität. Er selbst wollte nur die Vorfrage entscheiden, ob die Fische überhaupt auf Schallwellen reagierten, ohne darauf einzugehen, mit welchem Organe sie dieselben eventuell empfänden.

---

[1]) Lee, l. c. p. 137.
[2]) Zenneck, Archiv für die gesamte Physiologie, Bd. 95, S. 346 (1903).

Zur Erzeugung der Töne benutzte er eine größere Glocke, in deren Innenraum sich ein elektro-magnetisch betreibbarer Klöppel befand. Dieselbe wurde mit der Öffnung nach oben bis fast zu ihrem Rande in das Wasser versenkt und mittels einer Schnur an einem Brette, das 2—3 m über den Uferrand hinausragte, befestigt. Da nun der hin- und herschwingende Klöppel die Glocke samt der Aufhängevorrichtung in Schwingungen versetzte, die Oberflächenwellen erzeugten, wurde die ganze Glocke mit einem Eimer aus 2 mm starkem Eisenblech umgeben. In dem Eimer stand das Wasser ebenso hoch wie außerhalb. Er war, ohne in fester Verbindung mit der Glocke zu stehen, auf dem Grunde des Flusses mit Hilfe untergelegter Steine und Sand solide aufgestellt. Nun erzeugte die im Eimer zum Tönen gebrachte Glocke keine mit bloßem Auge sichtbaren Oberflächenwellen außerhalb des Eimers, während ihr Läuten von dem untergetauchten Beobachter noch ebenso weit — nämlich 50 Meter — gehört wurde wie vorher ohne Eimer.

Bei den Versuchen stand der Beobachter auf einer Brücke und hatte den Kontakt der über das Brett und am Ufer entlang geführten Leitung, in welche 2 Bunsen-Elemente eingeschaltet waren, in der Tasche. So konnte er die Fische, welche in Scharen nahe der Oberfläche standen, bequem beobachten und ohne eine vom Wasser aus sichtbare Bewegung den Strom schließen und die Glocke zum Tönen bringen. Sobald die Glocke tönte, schwammen diejenigen Fische, die sich vorher nahe bei ihr (bis etwa 3 m Entfernung) befunden hatten, blitzschnell von der Glocke weg. Weiter entfernte Fische flohen weniger rasch, und über 8 m Entfernung hinaus reagierten keine mehr.

Um die Frage zu entscheiden, ob nicht trotz des umgebenden Eimers die mechanischen Schwingungen der Glocke und des Aufhängeapparates bei der Reaktion der Fische eine Rolle gespielt hätten, wurde die Glocke an der Stelle, wo sie der Klöppel trifft, mit einem Lederlappen belegt. Die Töne der Glocke wurden dann fast unhörbar. Während also hierdurch die Schallschwingungen fast vollkommen ausgeschaltet waren, blieben die mechanischen Schwingungen des ganzen Apparates, soweit merklich, ungeändert, da Amplitude und Schwingungszahl des Klöppels keine merkliche Änderung erfuhren. Der Apparat machte also jetzt dieselben mechanischen Schwingungen wie vorher, aber keine Schallschwingungen mehr. Der Erfolg war, daß die Fische, wenn man den Apparat in Funktion treten ließ, im allgemeinen überhaupt nicht mehr reagierten; nur solche, die sich ganz nahe der Glocke befanden ($1/2$ m und weniger) wurden unruhig, schwammen aber nur zum Teil von der Glocke weg. Sie reagierten also auf die mechanischen Schwingungen des Apparates allein nicht und müssen also nach der Ansicht von Zenneck bei den Versuchen mit unbelegter Glocke auf die Tonschwingungen reagiert haben.

Gegen diese Auffassung machte der Physiologe Ewald[1]) folgendes Bedenken geltend. Wenn man eine Stimmgabel anschlägt, so erhält man anfänglich statt der einfachen Sinusschwingungen, welche dem Tone der Stimmgabel entsprechen, einige stark gedämpfte, nicht sinusförmige Schwingungen größerer Amplitude, die allmählich in die einfachen Sinusschwingungen übergehen. Da es wahrscheinlich ist, daß Ähnliches auch bei der durch einen Klöppel angeschlagenen Glocke eintritt, so ist es denkbar, daß für die Reaktion der Fische diese Anfangsschwingungen größerer Amplitude und nicht die folgenden Sinusschwingungen verantwortlich zu machen waren.

Um diesen Einwand zu beseitigen, ließ Zenneck ungedämpfte und durch Lederauflegen an der Anschlagstelle gedämpfte Stimmgabeln ihre Schwingungen aufzeichnen, da es ihm nicht gelang, von seiner Glocke deutliche Schwingungskurven zu erhalten. Er nimmt an, daß hier die Verhältnisse bei der Glocke wenigstens qualitativ mit denen bei den Stimmgabeln übereinstimmen müßten. Die Versuche ergaben, daß die Amplitude der anfänglichen, nicht sinusförmigen Schwingungen der mit Leder gedämpften Stimmgabel dieselbe war, wie bei der ungedämpften. Überträgt man dieses Ergebnis auf die Glocke, so ist es nach Zenneck klar, daß die großen Anfangsschwingungen nicht die Reaktion der Fische hervorgerufen haben können. Zenneck kommt zu dem Schluß, daß die untersuchten Flußfische (Leuciscus rutilus, Leuciscus dobula und Alburnus lucidus) eine Reaktion auf die Tonschwingungen einer im Wasser befindlichen Glocke zeigten.

---

[1]) bei Zenneck, l. c

Gegen die Beweiskraft dieser Versuche läßt sich immerhin einiges einwenden. Ich will ganz absehen von der hypothetischen Annahme, daß sich die großen Anfangsschwingungen der Glocke ebenso verhalten müßten wie die der Stimmgabel, sondern nur darauf aufmerksam machen, daß die Einwirkung von optischen Reizen auf die Reaktion der Fische bei den Versuchen anscheinend nicht ausgeschlossen war. Der Schatten des über den Fluß ragenden Aufhängebrettes, welcher bei dessen mechanischen Schwingungen über das Wasser hinzittern mußte, könnte vielleicht die Fische verscheucht haben. Wir müßten auch noch erfahren, ob nicht etwa bei den negativ ausgefallenen Versuchen mit der belegten Glocke zufällig die Sonne durch eine Wolke verdeckt war, wodurch der Schatten wegfiel. Aber auch wenn die Zenneckschen Beobachtungen sich als ganz einwandfrei erweisen sollten, so würden sie doch, wie Zenneck wohl weiß, nur zeigen, daß Fische unter Umständen auf Schallschwingungen reagieren, ohne daß wir sagen können, ob für diese Reaktion das sogenannte Gehörorgan oder das Hautgefühl in Betracht kommt. Dies muß ausdrücklich hervorgehoben werden, weil Hensen[1]) in gänzlicher Verkennung der Zenneckschen Fragestellung die Versuche dieses Autors als Beweis für das Hörvermögen der Fische anführt. Auch Bezold[2]) ist die vorsichtige Einschränkung der Zenneckschen Schlußfolgerung entgangen; er bekämpft die vermeintliche Behauptung Zennecks, daß die Fische hörten, mit dem Hinweise auf die Tatsache, daß sie trotz der guten Leitungsfähigkeit des Wassers für Töne schon in 8 m Entfernung nicht mehr reagierten, und meint, daß taktile Empfindungen die Reaktionen der Fische veranlaßt hätten. Trifft dieser Einwand auch nicht Zenneck, so erscheint er doch berechtigt, wenn wir bedenken, daß die umhüllte Glocke für den untergetauchten Untersucher, obwohl das menschliche Luftohr im Wasser schlecht hört, noch auf 50 m vernehmlich war, die Fische aber nur auf höchstens 8 m Entfernung reagierten.

---

[1]) Hensen, Münchener med. Wochenschrift, 1904, No. 1, S. 42.
[2]) Bezold, Zeitschrift für Ohrenheilkunde, Bd. 48, S. 158, Anm. 3.

In ein neues Stadium schien die Frage getreten zu sein, als 1903 der Zoologe G. H. Parker[1]) auf Grund anderer Versuchsanordnungen wenigstens einem Fische, dem im Meere lebenden Zahnkarpfen Fundulus heteroclitus, ein Hörvermögen zusprach, während der glatte Hundsfisch (smooth dogfish)[2]) auf Schallwellen überhaupt nicht reagierte, also dieselben weder durch das sogenannte Gehörorgan, noch durch die Hautnerven wahrzunehmen schien.

Parker ging von der, wie wir gesehen haben, sehr anfechtbaren Meinung aus, daß die Fische hören müßten, weil es Fische gibt, die Geräusche hervorbringen können. Folgerichtig plante er Versuche an lautgebenden Fischarten, kam aber bald wieder davon ab, ohne anzugeben, weshalb, und wählte als hauptsächliches Versuchstier den Fundulus heteroclitus, der keine Geräusche macht.

Er benutzte ein gewöhnliches, 87 cm langes, 37 cm breites und 40 cm hohes Kastenaquarium mit Schieferboden. Die langen Seiten waren von Glas, die kurzen von Schiefer. Eine der letzteren wurde durch ein Fichtenholzbrett ersetzt, das als Schallbrett diente. An dieses wurde an der Mitte des einen Seitenrandes ein Balken befestigt, der einen Meter weit über den Rand des Brettes horizontal hinausragte. Vom Ende des Balkens wurde eine Baßsaite zum entfernteren Rande des Brettes über einen auf der Mitte desselben ruhenden Steg gespannt. So wurde der Ton der gespannten Baßsaite durch das Brett dem Wasser zugeleitet. Zupfte man die Saite in bestimmtem Maße, so wurde ein lauter Ton von ca. 40 Schwingungen in der Sekunde erzielt.

Der Versuchsfisch schwamm nicht frei im Aquarium, sondern befand sich in einem Kästchen, das im Wasser mit 2 Fäden an einem quer durch das Zimmer gespanntem Stricke aufgehängt war. Das Kästchen konnte in verschiedene Entfernung von dem Schallbrette gebracht werden. Es war 20 cm lang, 10 cm breit und hoch und bot also dem ca. 7 cm langen Fische gerade noch genügenden Raum für einige Bewegung. Sein Boden war von Holz, mit Baum-

---

[1]) Parker, l. c.
[2]) Welcher Fisch damit gemeint ist, geht aus Parkers Angaben nicht hervor. Als Hundsfische werden sowohl kleine Haiarten als auch Angehörige der Gattung Umbra bezeichnet.

wolle unter Tuch gepolstert, damit der Fisch darauf ruhen konnte. Die dem Schallbrette zugekehrte Seite war offen und nur mit einem Netze verwahrt, die anderen Seiten und der Deckel von Glas.

Wurde nun der Tonapparat in Bewegung gesetzt, so reagierten die Fische nach Parkers Angaben in verschiedener Weise. Standen die Brustflossen still, so machten sie nur ein paar leichte Bewegungen, waren sie in Bewegung, so wurden diese Bewegungen häufiger oder stärker. Die respiratorischen Bewegungen der Kiemendeckel nahmen dabei an Zahl zu, z. B. stiegen sie von 114 in der Minute auf 138, in einem anderen Falle von 120 auf 156, jedoch nur für 10—12 Bewegungen. Bei starkem Tönen des Apparates wurde auch eine Bewegung an der Schwanzflosse bemerkt, bei dem stärksten Tönen machten die Fische einen kurzen schnellen Sprung vorwärts.

Diese Reaktionen zeigten die Fische bei verschiedener Entfernung vom Schallbrette, jedoch deutlicher, wenn sie demselben näher gebracht waren. Bei bald wiederholten Versuchen fielen die Reaktionen schwächer aus oder traten überhaupt nicht mehr ein und kehrten erst nach einer Minute wieder.

Gegen die Beweiskraft dieser Versuche lassen sich aber schwere Bedenken nicht unterdrücken. Wir haben schon oben gegen die Verwertung von Veränderungen in der Atemfrequenz als Reaktion auf Schalleindrücke protestiert. Dazu kommt noch folgendes: Sollte es wirklich möglich sein, die Steigerung der Kiemendeckelbewegung von z. B. 114 Schlägen in der Minute auf 138, oder von 120 auf 156 richtig zu zählen, wenn diese Steigerung nur für 10—12 Bewegungen eintritt? Zwei vielfach mit subtilen Methoden experimentierende Physiologen haben mir das für unmöglich erklärt, und ein erfahrener Kliniker bestätigte meine Überzeugung, daß beim Pulse solche kurzdauernden Frequenzzunahmen, wie sie Parker bei der Kiemendeckelbewegung beobachtet haben will, ohne graphische Methoden nicht konstatiert werden könnten.

Ein zweites Bedenken richtet sich gegen die Verwertung der Brustflossenbewegung als Reaktionszeichen. Die Brustflossen werden, wie Parker selbst angibt, vom Fundulus unter normalen Verhältnissen nicht gleichmäßig bewegt, sondern stehen oft still, um dann wieder in wechselnder Häufigkeit und Stärke zu schlagen. Bei einem jeden auf eine Schalleinwirkung folgenden und bei einem jeden nach einer Schalleinwirkung verstärkten Flossenschlage ist es also doch fraglich, ob ein zufälliges zeitliches Zusammentreffen vorliegt oder eine Reaktion. Bewegt der Fisch in der Versuchszeit die Flossen häufig, so wird ihr Schlagen öfter mit der künstlichen Schalleinwirkung zusammentreffen als zu Zeiten, in denen er die Flossen ruhiger hält. Die Anwendung der statistischen Methode durch eine vergleichende Zählung der zutreffenden und der nicht zutreffenden Beobachtungen, wie sie von Parker angestellt wurde, gibt den Resultaten zwar eine größere Wahrscheinlichkeit, aber noch lange keine Sicherheit, da auch die Zählung nichts an der subjektiven Auffassung des Beobachters ändert, ob im einzelnen Falle eine Reaktion oder ein zufälliges Folgen der Flossenbewegung auf den erzeugten Ton vorliegt.

Parkers weitere Versuche an operierten Tieren sollten nun zeigen, ob der die behauptete Reaktion veranlassende Reiz durch das sogenannte Ohr, die Seitenlinienorgane oder die sensiblen Nervenendigungen der Haut empfunden werde.

Zu diesem Zwecke machte Parker Haut und Seitenlinien-Organe in großer Ausdehnung gefühllos, indem er den 5. und 7. und den zur Seitenlinie ziehenden Ast des 10. Hirnnerven beiderseits, ferner das Rückenmark am 4. oder 5. Wirbel durchschnitt. Trotz des schweren Eingriffes reagierten angeblich die so operierten Tiere noch auf die Schwingung der Baßsaite in der oben beschriebenen Weise. Parker nimmt an, daß die „Reaktionen" nicht durch die Wahrnehmung einer Erschütterung des Wassers mittels Hautnerven und Seitenlinienorgan ausgelöst sein könnten, da diese durch die Operation ausgeschaltet gewesen seien; die Reaktionen müßten also durch Reizung des Hörnerven erfolgt sein.

Hier muß die Kritik wiederum einsetzen. Parker gibt selbst an, daß seine Nerven- und Rückenmarksdurchschneidungen die Sensibilität in der Gegend der Kiemen und der Brustflossen nicht herabsetzen konnten. Also durfte er auch die Wahrnehmung der sogleich zu besprechenden, bei dem Versuche eintretenden Wasserbewegungen durch sensible Hautnerven nicht als ausgeschlossen betrachten.

Beim Tönen des Apparates wurden nämlich dem Wasser außer den Schallwellen noch grobe Bewegungswellen mitgeteilt. Zupfte man die Saite, so geriet das ganze Aquarium einschließlich des Tisches, auf dem es stand, in eine zitternde Bewegung, und von seinen vier Wänden her strebten deutlich sichtbare Wellen der Mitte zu. Diese Oberflächenwellen mußten auch bis zu einem gewissen Grade in die Tiefe wirken. Sie konnten auch deutlich gefühlt werden, wenn man die Hand bis zu 8 cm weit von der Wand entfernt in das Wasser eintauchte. Nicht das Schallbrett allein übertrug seine Bewegung auf das Wasser, sondern der lange, mit der Saite schwingende Balken mußte außerdem das ganze Aquarium in seinen Fugen erschüttern, so daß auch in der Tat ein Schwanken des suspendierten, den Fisch enthaltenden Kästchens bemerkt wurde.

Um sicherzustellen, daß die Fische nicht auf die fühlbaren Oberflächenwellen, sondern nur auf die Schallwellen reagierten, suchte Parker die Reaktionszeit der Fische mit der Fortpflanzungsgeschwindigkeit der Schall- und der Oberflächenwellen zu vergleichen. Während er auf das Ticken eines Chronometers horchte und dabei die Fische bezw. die Oberflächenwellen beobachtete, fand er, daß die Brustflossenreaktion in weniger als $^2/_{10}$ Sekunden nach dem Ertönen der Saite auftrat, während die Oberflächenwellen eine ganze Sekunde mehr brauchten, um den Fisch zu erreichen. Daraus schließt er, daß die Fische nur auf die sich weit schneller fortpflanzenden Schallwellen reagiert haben könnten.

Diese Zeitschätzungen können aber kaum für zuverlässig angesehen werden. Parker bedauert selbst, daß er die Reaktionszeit nicht sicherer feststellen konnte, glaubt aber an die Richtigkeit seiner Schätzungen.

Neben der Fühlbarkeit der Oberflächenwellen hätte Parker die Sichtbarkeit derselben in Rechnung stellen müssen. Er hat das merkwürdigerweise unterlassen, obwohl er ausdrücklich die große, den Versuch erschwerende Erregbarkeit seiner Fische durch optische Reize hervorhebt. Schon die erste an der Wand des Aquariums beim Ertönen der Baßsaite sich erhebende Welle mußte von den Fischen durch die in raschem Wechsel von den Wänden zur Mitte des Aquariums fortschreitenden Lichtbrechungserscheinungen an der Oberfläche und ihre Schatten und Reflexe in der Tiefe bemerkt worden sein und konnte die Reflexbewegungen ausgelöst haben; es bedurfte dazu nicht erst des Fortschreitens der Oberflächenwelle bis zum Standorte des Fisches wie etwa bei einer Wahrnehmung durch das Hautgefühl.

Parker hat die Baßsaitenversuche auch noch an labyrinthlosen Fischen wiederholt. Brachte er solche operierten Tiere, nachdem sie sich erholt hatten, in seinen Versuchsapparat und ließ die Saite ertönen, so konnte er bei 100 Versuchen den Brustflossenreflex nur 18 mal beobachten, während derselbe bei 100 Versuchen an normalen Tieren 96 mal aufgetreten war; und auch beim stärksten Tönen der Baßsaite machten die labyrinthlosen Fische niemals einen Reflexsprung. Dieses Ausbleiben der Reaktion führt er allein auf den Verlust des Labyrinthes als Gehörorgan zurück.

Warum die Zählung der zutreffenden und der nicht zutreffenden Beobachtungen keine absolute Beweiskraft hat, ist schon erörtert. Aber auch aus einem anderen Grunde ist der gezogene Schluß nicht überzeugend. Die schwere beiderseitige Verstümmelung, die wegen des Ausfalles der statischen Organe schwerer ist als die operativ erzeugte partielle Anästhesie, kann nicht ohne Folgen für das Tun und Lassen des Tieres geblieben sein. In dem sogenannten Gehörorgane, das heißt dem Vorhofs- und Bogengangsapparate, ist dem Fische das ganze statische Organ geraubt; er beherrscht seine Bewegungen nicht mehr und bedarf deshalb einer besonderen Hilfsleistung von Seiten eines anderen Organs, um sich im Gleichgewicht zu halten. Dieses andere Organ aber ist bekanntlich das Auge. Ist also der labyrinthlose Fisch gezwungen, sich mit Hilfe der Augen im Gleichgewicht zu halten, so wäre doch wohl ein Ausbleiben der Parkerschen Reflexe, wenn wir überhaupt die betreffenden Reaktionszählungen als einwandsfrei hinnehmen wollen, eher darauf zurückzuführen, daß durch die Inanspruchnahme der Augen zur Erhaltung des Gleichgewichts die Oberflächenwellen nicht mehr beachtet würden und deshalb die Reflexe ausfielen.

Außer einer Einwirkung der fühlbaren Oberflächenwellen auf die Reaktion der Fische wollte Parker auch noch die Einwirkung der Erschütterung der ganzen im Aquarium enthaltenen Wassermasse infolge der Schwingungen des langen, die Saite tragenden Balkens ausschließen. Er wählte deshalb eine andere Tonquelle, indem er den Stiel einer schwingenden Stimmgabel von 128 Vibrationen in der Sekunde in Berührung mit der als Schallbrett dienenden Holzwand des Aquariums brachte. Dabei will er bei Fischen, denen die sogenannten Gehörorgane entfernt waren, gar keine, bei normalen und bei durch Operation anästhetisierten aber gewöhnlich die gleichen Reaktionsbewegungen der Brustflossen wie beim Schwingen der Saite bemerkt haben; auch wenn die Brustflossenreaktion fehlte, soll doch die Respirations-Bewegung der Kiemendeckel gesteigert gewesen sein. Dieser Versuch scheint ihm beweisend für das Hörvermögen seiner normalen Fische.

Hierzu möchte ich folgendes bemerken: Johannes Müller hat festgestellt, daß wir Schallwellen nicht nur hören, sondern auch fühlen können; das gilt ebenso wie von den in der Luft auch von den im Wasser fortgeleiteten. Wenn man einen Kasten mit Wasser füllt und den Stiel einer tönenden Stimmgabel mit einer seiner Wände in Berührung bringt, so fühlt die ins Wasser getauchte Hand die Vibrationen deutlich, am deutlichsten, wenn das Wasser Körpertemperatur hat, und zwar ohne daß sichtbare Oberflächerwellen auftreten; ja selbst auf die Oberfläche gestreutes Lycopodiumpulver bleibt dabei gleichmäßig verteilt. Nahe der vibrierenden Wand werden die Schallwellen am leichtesten gefühlt, verlieren sich in größerer Entfernung, um nahe der gegenüberliegenden Wand, durch Reflexion verstärkt, von neuem empfunden zu werden[1]. Sie könnten also auch von den normalen und von den, wie wir gesehen haben, nur unvollständig anästhesierten Fischen empfunden worden sein und Reaktionen ausgelöst haben. Daß die des sogenannten Ohres beraubten Fische auf diese geringen sensiblen Reize nicht mehr reagiert haben, braucht keine Folge der Ohrlosigkeit gewesen zu sein, denn von schwer geschädigten Tieren dürfen wir doch wohl auf schwache Reize irgend eine überzeugende Reaktion nicht mit Sicherheit erwarten.

---

[1] Beer, l. c. und eigene Versuche.

Schließlich wollte Parker noch dem Einwande begegnen, daß die unnatürlichen Verhältnisse, unter welchen die Fische sich im Aquarium befanden, namentlich die allseitige Reflexion der Schallwellen von den Wänden, zu Reaktionen geführt hätten, welche in der Freiheit vielleicht nicht eingetreten wären. Er hat zu diesem Zwecke die Versuchsfische zwar in ihrem engen Glaskästchen gelassen, aber dieses im offenen Wasser eines Teiches suspendiert und dann den vom Aquarium losgelösten Tonapparat (Schallbrett mit Balken, Steg und Saite) unter Wasser in $1/2$ Meter Entfernung vom Versuchstiere ertönen lassen. Die normalen und die operierten Fische sollen sich hier beim Tönen der Saite ebenso verhalten haben, wie im Aquarium. Wie hierbei das Spiel der Flossen und Kiemendeckel beobachtet werden konnte, ist nicht angegeben, aber jedenfalls werden Oberflächenwellen beim Zupfen der Saite unter Wasser nicht vermieden worden sein, und somit beweist auch dieser Versuch nichts.

Bei den am Ende seiner Arbeit zusammengestellten Schlußfolgerungen bezieht sich Parker nur auf die Stimmgabelversuche; den Baßsaitenversuchen scheint er selbst kein großes Vertrauen entgegenzubringen.

An Parkers Experimente schließen sich ähnliche seines Schülers Bigelow[1]) an. Parker hatte infolge des entgegengesetzten Ergebnisses seiner Versuche am Fundulus und am „Hundsfische" angenommen, daß es hörende und taube Fischarten gäbe. Bigelow wollte deshalb ähnliche Experimente an einem weiteren Fische anstellen und wählte dazu den Goldfisch, um zugleich Kreidls Behauptung, daß dieser taub sei, nachzuprüfen.

Seine Versuchsanordnung war im wesentlichen dieselbe wie bei Parkers Stimmgabelexperiment, nur war der Versuchsfisch nicht in ein besonderes Behältnis eingeschlossen, sondern schwamm frei im Aquarium. Auf die Baßsaitenversuche seines Lehrers Parker scheint Bigelow keinen Wert zu legen, denn er wiederholt sie nicht an seinen Goldfischen.

---

[1]) Bigelow, The sense of hearing in the Goldfish (Carassius auratus L.). The American Naturalist, Vol. XXXVIII, No. 448, June 1904, und Contrib. from the Zool. Laboratory of the Museum of Comparative Zool. at Harvard College, No. 151.

Die „Reaktionen" der Goldfische wichen stark von denen des Fundulus ab. Sie waren bei verschiedenen Exemplaren sehr verschieden, bei dem einzelnen aber ziemlich konstant. Als wichtigste Reaktionen des Goldfisches bezeichnet Bigelow: eine plötzliche Vibration des Schwanzes ohne Ortsveränderung des Tieres; plötzliche Schwanzschläge hinüber und herüber, die oft einen schnellen Stoß vorwärts zur Folge hatten; gewöhnliche Ortsveränderung vorwärts, rückwärts oder zur Seite; endlich, bei vorher gefalteten Brustflossen, ein kräftiges Ausbreiten derselben — also kurz gesagt, fast jede Bewegung, die der Fisch überhaupt machen kann. Die „Brustflossenreaktion", wie sie Parker beim Fundulus beschreibt, scheint bei Bigelows Goldfischen keine Rolle zu spielen, und der „Kiemendeckelreflex" des Fundulus wird bei ihnen gar nicht erwähnt.

Bei normalen Goldfischen trat nun die eine oder die andere der beschriebenen „Reaktionen" in 78 % der Versuche ein.

Der Auffassung Bigelows, daß diese Bewegungen, wenn sie nach dem Tönen der Stimmgabel auftraten, jedesmal als „Reaktion" zu deuten waren, können wir nicht beistimmen. Bigelow hebt selbst die außerordentliche Lebhaftigkeit (extreme activity) der Goldfische hervor. Da können doch recht oft Schall und irgend eine der vielen als Reaktionen gedeuteten Bewegungen zufällig zusammen getroffen sein. Eine Angabe, wie lange nach dem Beginne des Tönens der Gabel Bewegungen noch als Reaktionen gedeutet wurden, fehlt. Auch ist kein Kontrollversuch gemacht worden über die Häufigkeit des Zusammentreffens irgend eines gleichgültigen Vorganges mit Bewegungen der Versuchsfische.

Eine zweite Versuchsreihe betrifft Goldfische, die wie Parkers Tiere partiell anästhetisch gemacht waren. Hierzu wurden solche Individuen gewählt, die vorher im normalen Zustande die Brustflossen „als Reaktionszeichen" zu entfalten pflegten. Sie lagen auf der Seite (weil die Rückenmarksdurchschneidung das hintere Körperende lähmt) und verhielten sich völlig ruhig, solange sie nicht gereizt wurden. In 80 % der Versuche entfalteten sie die Brustflossen beim Tönen der Stimmgabel.

Waren es hier wirklich die Schallwellen, welche die Brustflossenentfaltung ausgelöst haben, so bleibt doch unentschieden, ob die zentripetale Bahn des Reflexes im Nervus „acusticus" zu suchen ist, und nicht vielmehr die Schallwellen lediglich von dem nicht anästhetischen Hautbezirke an Kopf und Brust gefühlt worden sind.

Wenn dann endlich in einer anderen Versuchsreihe nach Durchschneidung beider sogenannter Hörnerven die Goldfische nicht mehr reagierten, so beweist das hier ebensowenig, daß das „Ohr" als Hörorgan außer Tätigkeit gesetzt war, wie bei Parkers gleichen Versuchen am Fundulus. Daran wird nichts geändert durch Bigelows Durchschneidung des sogenannten Hörnerven auf nur einer Seite, wonach die Fische noch auf Schallwellen „reagierten", denn die beiderseitige Ausschaltung des statischen Organs ist unstrittig ein schwererer Eingriff als die einseitige und wird wohl die Fische so krank gemacht haben, daß auch die sensiblen Reize durch die Schallwellen keine Reflexbewegung mehr auszulösen imstande waren.

Bigelow suchte nun noch zu ergründen, warum er zu einem, dem Kreidlschen entgegengesetzten Ergebnisse gekommen war, und gelangte dabei zu der Überzeugung, daß Kreidl die Labyrinthe seiner Goldfische nicht völlig entfernt habe, während er selbst sie mittels Durchschneidung des Nervus „acusticus" ganz außer Funktion gesetzt hatte. Kreidl hatte das aufgedeckte Labyrinth an einem Bogengange gefaßt und mit den anhängenden Teilen herausgezogen. Bei dieser Methode soll nach Bigelow zwar der Utriculus mit seinem Otolithen entfernt werden, nicht aber Sacculus und Lagena. Versuche an drei nach Kreidl operierten Tieren sollen kaum schwächere „Reaktionen" auf Schallwellen wie die Versuche an normalen Tieren ausgelöst haben. Nehmen wir auch an, daß das alles richtig sei, so muß doch daran erinnert werden, daß Kreidl schon bei seinen nicht operierten Tieren im Gegensatze zu Bigelow keinerlei Reaktionen auf im Wasser erzeugte Schallwellen bemerken konnte. Der Widerspruch zwischen den Ergebnissen der beiden Forscher wird also — entgegen der Ansicht von Bigelow — durch die verschiedenen Operationsmethoden nicht aufgeklärt.

Fassen wir nun die Versuche von Parker und Bigelow mit ihren vielen Fehlerquellen zusammen ins Auge, so müssen wir sagen, daß es den beiden Forschern nicht gelungen ist, bei ihren Versuchstieren einen Gehörsinn überzeugend nachzuweisen, und daß Hensen (l. c.) mit Unrecht Parkers Versuche für beweiskräftig hält. Auch Ducceschi (l. c.) hält Parkers Versuche nicht für überzeugend.

Über weitere, in Amerika angestellte Versuche steht mir nur ein Referat in der Zeitschrift „Natur und Haus", Bd. XII, S. 53, zur Verfügung[1]. Es lautet:

„Anders ging Wynne, (A., Prof. in Brooklyn) vor. Er nahm einen kleinen elektrischen Apparat, der Ton- und Schallwellen überaus verstärkt, ein Akustikon, befestigte ihn an dem Beobachtungsfische und verband den Apparat durch Seidenschnüre mit dem Klangüberträger. Je nachdem die Instrumente und Melodien andere waren, zeigten die Fische die Reaktion auf die Töne in verschiedenster Bewegung, durch stürmisches Umhertollen, häufiges Wenden, leichtes Wiegen des Körpers, ja fast rhythmische Taktbewegungen an."

Aus diesem für die Laien abgefaßten Referate können wir natürlich nicht auf die Qualität der Wynneschen Versuche schließen. Es läßt sich jedoch daraus erkennen, daß die Versuchstiere in eine höchst unnatürliche Situation gebracht worden sind, und annehmen, daß lediglich sensible Hautreize ihr wunderliches Gebaren veranlaßt haben werden.

Nicht nur das Experiment, sondern auch die einfache Beobachtung eines zufälligen Ereignisses ist neuerdings ins Feld geführt worden, um zu beweisen, daß die Fische hörten. Martenson[2] berichtet nämlich folgendes: Als er einmal träumend am Ostseestrande weilte, sah er eine Menge kleiner Fische plötzlich aus dem Wasser emporspringen. Ein bald darauf hörbarer dumpfer Knall

---

[1] Die Originalmitteilung von Wynne habe ich nicht finden können. Der neueste amerikanische Forscher auf diesem Gebiete (Bigelow) erwähnt sie nicht, und im „Zoologischen Anzeiger", der alle Arbeiten aus dem Gesamtgebiete der Zoologie, auch die in für Laien bestimmten Zeitschriften veröffentlichten, aufzählt, werden sie nicht verzeichnet.

[2] bei Th. Zell, l. c. S. 89.

belehrte ihn nach seiner Meinung über die Ursache der Erscheinung: auf dem Admiralschiffe der 11 Werst entfernten Flotte hatte man den Abendschuß gelöst, und der sich im Wasser schneller als in der Luft fortpflanzende Schall soll die Fische emporgeschreckt haben, bevor der Beobachter den Knall gehört hatte.

Betrachten wir diese, auf den ersten Blick beweiskräftig erscheinende Beobachtung etwas genauer.

Zunächst ist es auffällig, daß die vermeintlich durch den Schuß erschreckten Fische aus dem Wasser emporschnellten, denn sonst reagieren die an der Oberfläche des Wassers stehenden oder spielenden Fische auf ungewohnte Sinneseindrücke durch schleunige Flucht in die Tiefe. Aber auch wenn sie auf im Wasser fortgepflanzte Schallwellen durch Herausspringen reagierten, so ist in dem vorliegenden Falle der Beweis nicht erbracht, daß das Emporspringen auf den fernen Kanonenschuß zurückgeführt werden muß.

Das einfache „post hoc ergo propter hoc" genügt bei einer solchen einmaligen und zufälligen Beobachtung nicht. Es hätte zunächst mindestens wahrscheinlich gemacht werden müssen, daß keinerlei andere Ursache für das plötzliche Springen der Fische vorgelegen haben konnte als der Schuß. Gewöhnlich springen Fische scharenweise aus dem Wasser, wenn sie von Raubfischen verfolgt werden, wie man es z. B. in unseren Flüssen bei dem Schneider (Alburnus lucidus) beobachten kann, wenn er von einem Barsche gejagt wird. Ferner — und das wäre das Entscheidende gewesen — hätte die Zeitdifferenz zwischen der Reaktion der Fische und dem Hören des Knalles durch den Beobachter wenigstens annähernd bestimmt werden müssen. Bei der bekannten Entfernung des feuernden Geschützes hätte man dann berechnen können, ob wirklich der Schuß das Emporspringen der Fische veranlaßt haben konnte. Da der Schall in der Luft in der Sekunde einen Weg von 330 Metern zurücklegt, im Wasser sich aber etwa $4^1/_2$mal so schnell fortpflanzt, ergibt sich für 11 Werst[1]) Entfernung eine Schallgeschwindigkeit in der Luft

---

[1]) 1 Werst = 1066,781 Meter.

von 31, im Wasser von 7 Sekunden. Zwischen dem Sehen des Springens der Fische und dem Hören des Knalles hätten also 24 Sekunden gelegen. Ich glaube, der Beobachter hätte seine beiden Wahrnehmungen überhaupt nicht miteinander in ursächliche Beziehung gebracht, wenn eine so lange Zeit zwischen ihnen vergangen wäre.

II.
Neue Versuche.

Unter den im vorstehenden besprochenen Versuchen, einen Gehörsinn bei Fischen nachzuweisen, können wir als zugleich ausreichend und einwandsfrei nur die negativ ausgefallenen von Kreidl ansehen. Alle Versuche und Beobachtungen derjenigen Autoren, die bei Fischen einen Gehörsinn nachgewiesen haben wollen, konnten einer strengen Kritik nicht standhalten, und wir sahen, daß die Experimente um so anfechtbarere Ergebnisse aufwiesen, je unnatürlicher und verwickelter sich die Versuchsanordnung gestaltet hatte. Darum erscheint es notwendig, zu einfachen und möglichst den natürlichen Verhältnissen angepaßten Methoden zurückzukehren, wenn wir die streitige Frage entscheiden wollen.

Zu diesem Zwecke habe ich Versuche hauptsächlich an solchen Fischen angestellt, welche bereits seit längerer Zeit in relativ großen Aquarien mit reichlichem Pflanzenbestande eingewöhnt waren und in denselben nur selten gestört wurden, so daß sie einerseits ihre natürliche Scheu bewahrt hatten und auf optische wie auf sensible Reize gut reagierten, und andrerseits sich so wohl fühlten, daß sie sich zum Teil in der Gefangenschaft fortpflanzten.

Gelegenheit zu den Versuchen boten zahlreiche Aquarien und einige eiserne und steinerne trogartige Behälter, alle mit reichlichem Pflanzenbestand, in welchen mancherlei Arten kleiner exotischer Zierfische gehalten und gezüchtet wurden. Diese Aquarien befinden sich in Treibhäusern des Botanischen Gartens in Rostock und des Palmengartens in Frankfurt am Main. Gern benutze ich die Gelegenheit, den Herren Obergärtner Baum in Rostock und Kunstgärtner Zweifel in Frankfurt für ihre freundliche Hilfe bei den Versuchen zu danken. Außerdem wurden noch Versuche in verschiedenen eigenen und fremden Zimmeraquarien an einheimischen und ausländischen Fischen angestellt.

Die Behälter, in welchen die Versuchsfische lebten, hatten sehr verschiedene Größen und enthielten 5 bis 1800, in den meisten Fällen 40—120 Liter Wasser. Von allen Fischarten wurden mehrere und oft viele Exemplare verschiedenen Alters in verschieden großen Aquarien zu den Versuchen benutzt.

Die untersuchten Arten waren folgende:

a) Einheimische.

1. Abramis blicca, Blicke.
2. Cobitis fossilis, Schlammbeißer.
3. Gasterosteus pungitius, Neunstachliger Stichling.
4. Idus melanotus, var. miniatus, Goldorfe.
5. Petromyzon fluviatilis, Flußneunauge.
6. Rhodeus amarus, Bitterling.

b) Ausländische.

7. Betta pugnax, Kampffisch.
8. Callichthys fasciatus, Panzerwels.
9. Carassius auratus, Goldfisch.
10. -   -   var. Japanischer Schleierschwanz.
11. -   -   var. Teleskop-Schleierschwanz.
12. Chromis multicolor.
13. -   tristramus.
14. Eleotris spec.
15. Gambusia affinis.
16. Geophagus brasiliensis.
17. Girardinus caudimaculatus, Lebendgebärender Schwanzfleckkärpfling.
18. Haplochilus panchax, Indischer Zahnkarpfen.
19. Heros fascetus, Chanchito.
20. Poecilia mexicana, Lebendgebärender Zahnkarpfen.
21. Polyacanthus viridi-auratus, Chinesischer Makropode.

22. Saccobranchus fossilis, Indischer Fadensackwels.
23. Tetragonopterus spec. Rautenfleckkärpfling.
24. Trichogaster fasciatus, Bunter Gurami.
25.   -   lalius.

Als Schallquelle wählte ich ein Instrument, welches unter Wasser zum Tönen gebracht werden kann und nicht wie Parkers und Bigelows Stimmgabeln oder Zennecks elektrisch betriebene Glocke einen langdauernden, bezw. in rapider Folge wiederholten, sondern jedesmal nur einen einzelnen, kurz abgeschnittenen Schall aussendet. Dadurch wollte ich die sensiblen Reize der Schallwellen, welche bei schnell aufeinander folgenden Vibrationen durch Summierung stärker empfunden werden müssen, nach Möglichkeit einschränken. Das benutzte Instrument war das als Kinderspielzeug bekannte Cri-cri, d. i. eine kleine längliche Metallplatte, die in der Mitte eine Delle trägt, welche beim Biegen der Platte mit einem unangenehm lauten und scharfen Knacken nach der anderen Seite ausspringt, um beim Nachlassen der Biegung wieder mit Knacken in die frühere Lage zurückzukehren. Die Metallplatte ist am einen Ende so in eine handliche Fassung eingefügt, daß man das Instrument bequem in der Hohlhand halten und das Knacken durch Niederdrücken des freien Endes der Platte mit dem Daumen hervorrufen kann. Es kamen solche Instrumente von verschieden lautem und verschieden hohem Schalle in Anwendung. Wurde das Knacken mit eingetauchter Hand unter Wasser erzeugt, so hörte man es außer Wasser kaum weniger laut, nur etwas gedämpft. Ein im Prinzipe gleichartiges Instrument hatte bereits Beer[1]) zu Hörprüfungen bei Krebsen angewendet.

Vor jedem Versuche wurden das Treiben und die Bewegungen der zu prüfenden Fischart sorgfältig beobachtet und dann das Instrument vorsichtig und langsam, möglichst hinter Wasserpflanzen verborgen, eingetaucht. Bei einiger Vorsicht gelang das Eintauchen fast stets, ohne daß die Fische in ihrem gewöhnlichen Treiben gestört wurden. Waren sie dennoch unruhig geworden, so wurde mit eingetauchter Hand geduldig gewartet, bis sie sich wieder gerade so benahmen wie vor der Störung. Die Hand mit

---

[1]) Beer, l. c.

dem Instrumente wurde stets vollständig eingetaucht, so daß bei der das Knacken erzeugenden langsamen Daumenbewegung keine Oberflächenwellen entstanden. Es zeigte sich, daß auch bei vorsichtigem Eintauchen optische Reize leicht Fluchtreflexe der Fische zur Folge hatten, wenn das Aquarium in der Sonne stand; bei bedecktem Himmel und im Schatten fiel diese Schwierigkeit weg. Bei jedem Versuche wurde ein dem Auge des Untersuchers nahe befindlicher Fisch beobachtet und das Knacken in der Regel erst dann erzeugt, wenn derselbe an einer Stelle verharrte, und jede seiner Bewegungen, namentlich auch das Spiel der Brustflossen und, wo es erkennbar war, auch das der Kiemendeckel, gut beobachtet werden konnte. Die Entfernung der Schallquelle von den Fischen betrug in der Regel 30 bis 60 cm, in den großen trogartigen Behältern manchmal 1 Meter und darüber und wurde bei fast jeder Fischart mehrfach geändert. Bei den meisten Versuchen achtete auch ein zweiter Beobachter auf das Benehmen des gleichen oder eines anderen Fisches. In den großen Trögen ließ der eine Untersucher die Schallquelle ertönen, während der andere die Fische beobachtete.

Das Ergebnis der zahlreichen Versuche war nun übereinstimmend folgendes.

In keinem einzigen Falle hatte das Knacken auch nur die geringste Änderung in dem ganzen Benehmen und in den einzelnen Bewegungen der Fische zur Folge. Nichts geschah, was als Fluchtreflex hätte gedeutet werden können. Keine vor dem Knacken regelmäßige Bewegung der Brustflossen änderte sich merklich in Stärke oder Häufigkeit bei dem Knacken. Ebenso war es mit dem Spiele der Kiemendeckel, wo dieses überhaupt zu erkennen war. Auch wurden ruhig gehaltene Brustflossen nach dem Knacken nicht bewegt und zusammengefaltete nicht ausgebreitet. Mit Fressen beschäftigte Fische ließen sich darin durch das Knacken nicht stören, Kampf- und Liebesspiele wurden durch dasselbe nicht unterbrochen. Dagegen hatten, wie schon erwähnt, selbst geringe optische Reize im Sonnenscheine bisweilen einen Fluchtreflex und einmal auch eine Brustflossenbewegung zur Folge, die ich zuerst als akustischen Reflex deutete, bis sich der Irrtum herausstellte. Bei einem männlichen Trichogaster lalius sah ich nämlich mehrmals hintereinander beim Knacken sofort einen einmaligen Brustflossenschlag erfolgen. Der Fisch hielt sich am Boden, etwa 20 cm von dem Instrumente entfernt, ganz ruhig, bewegte aber sehr lebhaft die Augen; ungewöhnlich war bei dem Versuche, daß der Fisch sich in einem sehr kleinen Gefäße, einem etwa 5 Liter Wasser haltenden, zylindrischen Glase, befand, das stark von der Sonne beschienen war; auch wurde wegen des geringen Raumes nicht die ganze Hand eingetaucht. Nachdem diese jedoch von dem Mitbeobachter vorsichtig beschattet worden war, blieb die erwähnte Reaktion stets aus; sie war also ein optischer Reflex gewesen. Das in demselben Glase befindliche Weibchen hatte die Reaktion auch in der Sonne nicht gezeigt.

III.

Schlußfolgerungen.

Aus der kritischen Betrachtung der von anderen Forschern angestellten und aus meinen eigenen Versuchen ziehe ich folgende Schlüsse.

1. Es scheint, daß manche Fischarten auf im Wasser erzeugte oder in dasselbe geleitete in rapider Folge wiederholte Schallschwingungen reagieren (Versuche mit Stimmgabeln und elektrisch betriebenen Glocken).

2. Daß die Fische solche andauernden Schallreize durch das sogenannte Gehörorgan wahrnehmen, ist trotz mühevoller und scharfsinnig angestellter Versuche nicht bewiesen. Vielmehr scheinen dabei bald Gefühls-, bald Gesichtseindrücke die von den Autoren beschriebenen Reaktionen, sofern es sich wirklich um solche handelte, veranlaßt zu haben.

3. Unter Wasser erzeugte **einmalige** laute knackende Geräusche von verschiedener Stärke und Höhe hatten bei 25 Fischarten nicht die geringste Reaktion zur Folge.

4. Die Tatsache, daß die Funktion anderer Sinne der Fische, wie des Gesichtes und des Gefühles, sich stets leicht und überzeugend nachweisen läßt, macht es fast sicher, daß auch das Ge-

hör leicht und überzeugend nachzuweisen wäre, wenn es die Fische hätten.

5. Da unter allen Wirbeltieren allein die Fische kein dem Cortischen vergleichbares Nervenendorgan besitzen und, soweit bekannt, die einzigen Wirbeltiere sind, bei denen sich ein Gehörsinn nicht nachweisen läßt, darf man bei den Wirbeltieren nur dem Nervenendorgan der Gehörschnecke das Vermögen zuschreiben, Gehörseindrücke zu vermitteln. Daß ein solches Vermögen auch irgend einem Teile des Vestibularapparates zukomme, ist eine zur Zeit unbegründete Hypothese.

Abgeschlossen im März 1905.

If you have any concerns about our products,
you can contact us on
ProductSafety@springernature.com

In case Publisher is established outside the EU,
the EU authorized representative is:
Springer Nature Customer Service Center GmbH
Europaplatz 3, 69115 Heidelberg, Germany

Printed by Libri Plureos GmbH
in Hamburg, Germany